Fabien MEMONG NDENGUE
Dieudonné Davy AMBASSA

Qualidade de vida dos reclusos dos Camarões

Fabien MEMONG NDENGUE
Dieudonné Davy AMBASSA

Qualidade de vida dos reclusos dos Camarões

Uma análise do apoio psicossocial

ScienciaScripts

Imprint
Any brand names and product names mentioned in this book are subject to trademark, brand or patent protection and are trademarks or registered trademarks of their respective holders. The use of brand names, product names, common names, trade names, product descriptions etc. even without a particular marking in this work is in no way to be construed to mean that such names may be regarded as unrestricted in respect of trademark and brand protection legislation and could thus be used by anyone.

Cover image: www.ingimage.com

This book is a translation from the original published under ISBN 978-620-6-72243-4.

Publisher:
Sciencia Scripts
is a trademark of
Dodo Books Indian Ocean Ltd. and OmniScriptum S.R.L publishing group

120 High Road, East Finchley, London, N2 9ED, United Kingdom
Str. Armeneasca 28/1, office 1, Chisinau MD-2012, Republic of Moldova, Europe
Printed at: see last page
ISBN: 978-620-8-09057-9

QUALIDADE DE VIDA DOS RECLUSOS DOS CAMARÕES: UMA ANÁLISE DO APOIO PSICOSSOCIAL

ÍNDICE DE CONTEÚDOS

DEDICAÇÃO

A

MARCIAL ZIBI NDENGUE

RESUMO

Introdução: O nosso estudo intitula-se: Nos Camarões, a população prisional é estimada em cerca de 30.000 reclusos para uma capacidade de 9.000, ou seja, uma taxa de ocupação de 432% em algumas prisões, como a Prisão Central de Douala (OMCT, SOS-tortura 2020) [1]. Perante esta sobrelotação, as condições prisionais estão a tornar-se desumanas e responsáveis pela deterioração da qualidade de vida dos reclusos. Os reclusos enfrentam uma rutura brutal com as suas redes de apoio. Este isolamento perturba a dinâmica familiar e gera stress e ansiedade. Este estudo coloca o problema da degradação da qualidade de vida num ambiente que não permite aos reclusos mobilizar os recursos necessários para enfrentar a prisão. A adversidade do ambiente nos Camarões já não precisa de ser demonstrada. Inspirado no trabalho de Terra (2003) [2], para reduzir ao máximo o suicídio, o stress e a ansiedade dos reclusos, é necessário estabelecer um clima de boas relações e manter os laços familiares. O apoio psicossocial é, portanto, uma variável essencial para melhorar a qualidade de vida dos reclusos. O objetivo deste estudo é, portanto, examinar o efeito do apoio psicossocial na qualidade de vida dos reclusos da Prisão Central de Douala.

Metodologia: Foi realizado um estudo analítico transversal na prisão central de Douala. Os dados foram recolhidos através de um questionário que avalia a perceção da qualidade de vida e a perceção do apoio psicossocial. Estes instrumentos foram escolhidos com base na revisão da literatura que efectuámos para cada um dos conceitos. Os dados recolhidos foram analisados de duas formas: descritivamente e diferencialmente. Os resultados das análises de regressão linear revelam que as dimensões do apoio psicossocial, nomeadamente o apoio emocional ($\beta= .53$; $p= .001$), o apoio à estima ($\beta= .44$; $p= .001$), o apoio informativo ($\beta= .40$; $p= .001$) e o apoio material ($\beta= .45$; $p= .001$) têm um efeito estatisticamente significativo e positivo na qualidade de vida dos reclusos.

Conclusão: Estes resultados indicam claramente que estas dimensões de apoio psicossocial podem ser alavancas para combater a precariedade e melhorar a qualidade de vida dos reclusos nas prisões dos Camarões.

Palavras-chave: Apoio psicossocial, Qualidade de vida, Reclusos

INTRODUÇÃO

A qualidade de vida, que é hoje objeto de numerosas reflexões e de um interesse crescente, é um conceito multifatorial e subjetivo. Depende das condições em que vivemos, da apreciação pessoal que fazemos da nossa vida e de nós próprios e da satisfação que retiramos da nossa própria condição. Envolve uma vasta gama de factores físicos, psicológicos e sociais e vai muito além do facto de se ser "objetivamente" saudável. Todas as pessoas têm o direito de esperar a melhor qualidade de vida possível, independentemente das dificuldades ou divisões sociais, políticas, geográficas ou morais [3]. O termo psicossocial refere-se à ligação entre o indivíduo (ou seja, as suas reacções, sentimentos e processos emocionais e de raciocínio internos) e o seu ambiente, o meio envolvente direto, a comunidade e/ou a cultura (ou seja, o contexto social em que vive) [4].

Por outras palavras, todas as pessoas aspiram a viver em paz e sossego, e isto vai para além da "mera" ausência de doença. Mas então a questão que se coloca é se os reclusos têm direito a usufruir de uma qualidade de vida razoável, tal como os outros indivíduos? É legítimo trabalhar para melhorar a condição dos reclusos quando estes cometeram actos criminosos e condenáveis? ? É uma prioridade aliviar as difíceis condições nas prisões e ajudar as prisões a lidar com a sobrelotação e a falta de recursos para cumprir plenamente as suas missões de custódia e reabilitação? No seu relatório de 2015, a Penal Reform International estimou que milhões de pessoas em todo o mundo estão encarceradas e detidas em condições que não cumprem as normas internacionais em matéria de direitos humanos. [5]. Estas condições prisionais prejudicam gravemente as suas hipóteses de um regresso produtivo à sociedade. Para esta organização, a sobrelotação das prisões em todo o mundo torna muito difícil a aplicação das normas mínimas de detenção definidas pelas Nações Unidas e compromete a saúde dos reclusos. Nos Camarões, por exemplo, a população prisional está estimada em cerca de 30.000 reclusos para uma capacidade de 14.965, com uma taxa de ocupação de 432% em prisões como a Prisão Central de Yaoundé [1]. É, pois, evidente a que ponto as prisões dos Camarões são vítimas de uma sobrelotação preocupante, que não respeita as condições humanas e as exigências internacionais para os centros de detenção públicos. Neste contexto, o aumento da população prisional parece ser acompanhado de uma degradação das condições de detenção. Assim, é fácil compreender por que razão as prisões são regularmente criticadas por serem patogénicas e degradantes. Os dados epidemiológicos disponíveis no trabalho de Minkoa et al [6] mostram que 21,3% dos reclusos da prisão central de Yaoundé sofriam de perturbações suicidas e 33,7% de perturbações depressivas. Do mesmo modo, um estudo de Eyoum et al [7] encontrou uma prevalência de 22,7% de reclusos que sofrem de perturbações suicidas na prisão de Douala. Em França, o trabalho de Godin-Blandeau et al [8] mostra uma incidência muito elevada de numerosas patologias, nomeadamente perturbações psiquiátricas. Hoje em dia, a pena de prisão deve ter por objetivo privar da liberdade os indivíduos que violaram a lei, afastá-los da sociedade para fins de preservação e proteção dos cidadãos e preparar, a longo prazo, o seu regresso a essa mesma sociedade. Já não se trata de utilizar o sofrimento para expiar as faltas e repará-las. No contexto do presente estudo, a qualidade de vida depende das condições de acolhimento e de detenção, bem como da proximidade para facilitar o contacto com os entes queridos. As condições de detenção no nosso sistema prisional impossibilitam a promoção de factores que protejam a qualidade de vida dos reclusos, devido à sobrelotação. Acreditamos que a prestação atempada e adequada de apoio psicossocial pode evitar que a ansiedade e o sofrimento conduzam a problemas mentais mais graves, uma vez que 33,7% dos reclusos da prisão central de Douala sofrem de depressão e 22,7% de ideação suicida, tendo como factores associados a falta de visitas e os maus tratos físicos e psicológicos Eyoum et al [7]. Assim, pareceu-nos oportuno efetuar um estudo sobre o impacto do apoio psicossocial na qualidade de vida dos reclusos da prisão central de Douala.

1. QUESTÕES DE ESTUDO

1.1 Pergunta geral

O apoio psicossocial melhora a qualidade de vida dos reclusos da Prisão Central de Douala?

1.2 Perguntas específicas

❖ Como é a qualidade de vida dos reclusos na Prisão Central de Douala?

❖ Qual é a perceção do apoio psicossocial para a qualidade de vida dos reclusos da Prisão Central de Douala?
❖ Qual é a relação entre o apoio psicossocial e a qualidade de vida dos reclusos da Prisão Central de Douala?

2. HIPÓTESES DE INVESTIGAÇÃO

2.1. Hipóteses gerais de investigação

O apoio psicossocial melhoraria a qualidade de vida dos reclusos da Prisão Central de Douala.

2.2. Hipóteses de investigação operacional

Estas hipóteses foram formuladas com base na operacionalização da variável independente (apoio psicossocial) em quatro dimensões, segundo o modelo de House (1981) [9]. Na sequência desta operacionalização, foram formuladas quatro hipóteses:

❖ HO1: O apoio psicossocial centrado no apoio emocional aumentaria a qualidade de vida dos reclusos da Prisão Central de Douala

❖ HO2: o apoio psicossocial centrado no apoio à estima aumentaria a qualidade de vida dos reclusos da prisão central de Douala.

❖ HO3: O apoio psicossocial centrado no apoio informativo aumentaria a qualidade de vida dos reclusos da Prisão Central de Douala.

❖HO4 : O apoio psicossocial centrado no apoio material aumentaria a qualidade de vida dos reclusos da Prisão Central de Douala.

3. OBJECTIVOS DO ESTUDO

3.1. Objetivo geral

Estudo do efeito do apoio psicossocial na qualidade de vida dos reclusos da prisão central de Douala

1.2 Objectivos específicos

❖ Medição da qualidade de vida dos reclusos da Prisão Central de Douala.

❖ Determinação da qualidade do apoio psicossocial aos reclusos da Prisão Central de Douala

❖ Investigação de uma associação entre a perceção de apoio psicossocial e a qualidade de vida entre os reclusos da Prisão Central de Douala

CAPÍTULO I
REVISÃO DA LITERATURA

Para uma melhor compreensão deste tema, serão analisados os conceitos-chave de apoio psicossocial, qualidade de vida e prisão.

De um modo geral, os indivíduos apresentam uma série de reacções normais a acontecimentos insólitos, incluindo os seguintes aspectos e respectivas manifestações:

• Emocionais: Ansiedade, mágoa, culpa, raiva, irritabilidade, frustração, tristeza, vergonha, indiferença, perda de esperança, perda de significado, sentimentos de vazio;

• Mental: Falta de concentração, perda de memória, confusão, pensamentos intrusivos, dificuldade em tomar decisões, pensamentos desorganizados;

• Sintomas físicos. Aumento do ritmo cardíaco, dificuldade em dormir, dores (estômago, cabeça), dores nas costas e no pescoço, tremores e tensão muscular, perda de energia, incapacidade de descansar e relaxar;

• Sociais. Assumir riscos, comer demais ou de menos, aumento do consumo de álcool ou de cigarros, agressividade, retração, isolamento.

De facto, as reacções descritas podem ser o resultado de uma somatização na sequência de um acontecimento traumático que provocou uma rutura com a vida normal. Este estudo incide sobre pessoas que viveram uma rutura com o seu ambiente familiar, a prisão, a perda de liberdade e o choque de um julgamento. De facto, os trabalhos de Memong Ndengue (2022) [10] mostraram que o choque da prisão, o choque do julgamento, somados às condições de detenção, que não são as melhores nos Camarões, contribuem para aumentar o sofrimento dos detidos. De facto, como muitos estudos epidemiológicos demonstraram, o sofrimento dos reclusos conduz a problemas mentais como a depressão, perturbações afectivas e do humor e perturbações suicidas. Eyoum et al [7] As condições de detenção no sistema penitenciário camaronês não permitem promover factores que protejam a qualidade de vida dos reclusos, devido à sobrelotação das prisões, à deterioração das instalações e à longa espera pelo resultado dos julgamentos. O objetivo deste capítulo é fazer uma síntese da literatura sobre a qualidade de vida nas prisões dos Camarões em geral e sobre a qualidade dos reclusos em particular. Apresentaremos igualmente a noção de apoio psicossocial.

I - 1 Apoio psicossocial

O termo "psicossocial" refere-se à relação dinâmica entre as facetas psicológica e social de uma pessoa, que se influenciam mutuamente. A faceta psicológica inclui os processos emocionais e racionais, os sentimentos e as reacções. A faceta social inclui as relações, as redes familiares e comunitárias, os valores sociais e as práticas culturais. O "apoio psicossocial" refere-se a acções que respondem às necessidades psicológicas e sociais dos indivíduos, das famílias e das comunidades. É amplamente aceite que prestamos apoio psicossocial para ajudar as pessoas que sofreram uma crise a recuperar. Prestado de forma atempada e adequada, este apoio aos reclusos deste estudo pode evitar que a ansiedade e o sofrimento conduzam a problemas mentais mais graves nos reclusos.

I - 1.1 História, conceito e medidas

O papel das relações sociais e a sua contribuição para o bem-estar e a saúde têm sido objeto de reflexão e estudo há mais de um século. Em 1897, Durkheim postulou que a rutura dos laços sociais conduzia a uma perda de recursos sociais e a um enfraquecimento dos papéis e normas sociais. O seu estudo sobre o suicídio mostrou que este era mais frequente nos indivíduos com menos laços sociais, nomeadamente nos reclusos[11]. [11] Os primeiros ecologistas sociais (Park & Burgess, 1926) [12] observaram igualmente um aumento dos problemas de comportamento nas populações desenraizadas.

I - 1.2 Funções de apoio

Para Orford (1992) [13], as funções de apoio são definidas como vários aspectos relacionados com a qualidade das relações ou com a capacidade das relações para desempenharem diferentes funções de apoio. Refere-se à ajuda concreta que a comitiva presta a um indivíduo ou a um grupo de indivíduos que atravessam uma situação difícil. Esta dimensão do apoio refere-se à utilização efectiva dos recursos de apoio social (Tardy, 1985) [14]. Este apoio ativo pode assumir a forma de escuta, de expressão de preocupações, de empréstimo de dinheiro, de ajuda numa tarefa, de ouvir a opinião dos outros ou de demonstração de afeto. Para Barrera (1981) [15], este tipo de apoio é o conjunto de acções que proporcionam ajuda concreta à pessoa. A literatura identifica as principais funções do apoio social (Cohen e Wills, 1985; Jacobson, 1986; Leavy,

1983; Orford, 1992; Wills, 1985): apoio afetivo, material, cognitivo, normativo e de socialização. [16] No contexto deste estudo, a qualidade de vida depende das condições de acolhimento e de detenção: instalações com capacidade limitada, proximidade para facilitar o contacto com os familiares. As condições de detenção no sistema penitenciário camaronês não permitem a promoção dos factores de proteção, nem da saúde, e muito menos da qualidade de vida, devido à sobrelotação. A ideia de reforçar uma rede de apoio social para os reclusos é vital porque o seu papel aqui é ajudar as pessoas que sofreram uma crise a recuperar. Prestado no momento certo e de forma adequada, este apoio pode evitar que a ansiedade e o sofrimento dêem origem a problemas mentais mais graves nos reclusos camaroneses, como descrevem eyoum et al (2023). [7] Este tipo de apoio é o conjunto de acções que fornecem uma ajuda concreta à pessoa na prisão e a ajudam a enfrentar o choque do confinamento, o choque do ambiente prisional, a rutura com o seu ambiente doméstico, o choque do julgamento e o choque do ato que a levou à prisão. [17]. A saúde dos reclusos, quer mental quer física, é fundamental para a sua qualidade de vida e a sua proteção depende do ambiente em que vivem. De acordo com a Organização Mundial de Saúde, uma comunidade inclusiva é um determinante fundamental da saúde mental através do seu papel protetor e de apoio social, ou seja, saber que se é amado, valorizado e parte de uma rede social tem uma influência muito positiva na saúde física e mental (OMS, 2014). [18] De acordo com o trabalho de Bruchon-Schweitser (2002), [19] estes vários tipos de apoio devem ser considerados não só de acordo com a sua função, mas também de acordo com a sua adequação à situação stressante e às expectativas e necessidades do indivíduo. Além disso, este autor sublinha que a satisfação do recetor depende da coerência entre o tipo de apoio e a fonte de apoio (família, amigos, colegas, etc.). O apoio psicossocial é reconhecido como tendo um impacto na vida dos reclusos, nomeadamente na sua saúde mental. Para reduzir tanto quanto possível o suicídio, o stress e a ansiedade dos reclusos, é necessário estabelecer um clima de boas relações e manter os laços familiares. Terra (2003) [2] O apoio psicossocial é, por conseguinte, uma variável essencial para melhorar a saúde mental dos reclusos.

Este apoio é um poderoso moderador do stress e desempenha um papel protetor, especialmente num contexto de isolamento social como a prisão. A pessoa está a enfrentar uma rutura com o seu ambiente familiar. Precisa de um profissional que a escute e comunique de forma construtiva. Mas infelizmente não é isso que acontece nas nossas prisões. Embora a humanização implique ouvir, falar, tocar e olhar, estes quatro conceitos não são muito considerados no tratamento dos reclusos. O olhar continua a ser o da vigilância, o toque, que é o denominador comum, é o da busca, o tom é sempre ameaçador e intimidante, (ex-reclusos de Kondengui 2017). Os resultados da análise de correlação do estudo sobre o apoio psicossocial e a saúde mental dos reclusos na prisão principal de Bafia, nos Camarões, mostraram que as dimensões do apoio psicossocial percebido têm uma relação significativa e positiva com a saúde mental percebida. Memong (2022) [10]

I - 1.3 Investigação que estabelece relações entre apoio social e saúde

Esta secção apresenta a investigação que relaciona o apoio social e a saúde, que é uma faceta importante da qualidade de vida. A saúde é um estado de completo bem-estar físico, mental e social e não apenas a ausência de doença ou enfermidade (OMS 1946). [20] Esta definição dá uma visão geral do conceito de saúde, sugerindo que falar de boa saúde entre os reclusos é uma abordagem que integra aspectos biológicos, psicológicos e sociais.

I - 1.3.1 Pessoas pobres

Todos os estudos epidemiológicos concordam que as populações com baixos rendimentos são as mais vulneráveis no que diz respeito à saúde mental. O estatuto socioeconómico é considerado o melhor preditor da saúde mental. De facto, cerca de 30% destas populações sofrem de sofrimento psicológico em qualquer altura e constituem a maioria das pessoas que recebem serviços de saúde mental. No entanto, numerosos estudos, como os de Tousignant e Caron (2005) [21], apontam para a falta de apoio social disponível nas populações com baixos rendimentos, como no caso dos reclusos.

I - 1.3.2 Populações deprimidas

O apoio percebido e recebido tem sido estudado em relação à depressão. Um baixo nível de apoio social está associado ao desenvolvimento de um episódio depressivo maior (Wade & Kendler, 2000) [22]. De acordo com o estudo de MINKOA et al (2020) [7], a população prisional dos Camarões enfrenta um enorme stress.

I - 1.3.3 Interações sociais negativas

O apoio social positivo pode ajudar a reduzir o impacto negativo de vários factores de stress na saúde mental. Inversamente, as interações sociais negativas com os pares podem exacerbar os problemas de saúde mental, como é o caso nas prisões. O modelo teórico de amortecimento do stress é o modelo mais completo e mais estudado do apoio social em relação à saúde (Lakey & Cohen, 2000) [23].

Em suma, o apoio social é um excelente instrumento de intervenção e de ação comunitária. Permite ter em conta a ligação entre o individual e o coletivo porque se situa no cruzamento de uma abordagem tradicional marcada pela preocupação com os factores pessoais e uma abordagem comunitária baseada no meio social. Segundo Boucher e Laprise (2004, p. 118) [24], o apoio social é "um fenómeno complexo que permite aos indivíduos, aos grupos e às comunidades dar e receber, sentir os benefícios de uma série de gestos e de ajudas provenientes de círculos próximos e mais vastos". Por outras palavras, é um recurso social que pode ser mobilizado por um grupo de pessoas na mesma situação para fazer face às dificuldades da vida. Os estudos sobre as prisões dos Camarões não são abundantes na literatura, o que nos permite destacar um contexto específico para os benefícios deste apoio entre os reclusos da Prisão Central de Douala.

I - 2. Qualidade de vida

I - 2.1 História e definição

O termo "qualidade de vida" é relativamente novo no nosso vocabulário. A sua primeira aparição oficial foi em 1964, num discurso presidencial de London B. Johnson (Shea e King-Farlow, 1976) [25]. Posteriormente, esta nova preocupação com a qualidade de vida dos americanos foi adoptada nos círculos científicos. Inicialmente, a qualidade de vida estava estreitamente associada à avaliação da qualidade do ambiente físico, do bairro e da comunidade com base em dados estatísticos, considerados "indicadores sociais" [26] (Carlisle, 1972; Duncan, 1969; Hoffenberg, 1970; Sawhill, 1969; USDHEW; 1969). A qualidade de vida é avaliada com base num conjunto de indicadores objectivos, geralmente estatísticos, e diz respeito a grupos de pessoas ou ambientes. Atualmente, a investigação empírica e a reflexão teórica tentam identificar os factores responsáveis pela qualidade de vida. Por um lado, os autores propõem quadros de análise do que constitui a qualidade de vida. Bubolz (1980) [27] propõe um modelo ecológico. Para Reich e Zautra (1984) [28], a qualidade de vida diz respeito ao controlo que se tem sobre a própria vida. Bigelow et al (1982) [29] sugerem, pelo contrário, que a qualidade de vida tem a ver com a obtenção de um equilíbrio correto entre necessidades e recursos (pessoais e sociais), desempenho de papéis e expectativas ambientais. Paralelamente a esta abordagem teórica, a investigação empírica está a examinar o papel das variáveis psicológicas (Abbey & Andrews, 1985) [30] na perceção que as pessoas têm da sua qualidade de vida. Em suma, a qualidade de vida é um conceito em voga há cerca de quinze anos, que conseguiu suplantar e integrar noções concorrentes (bem-estar, saúde, satisfação com a vida, felicidade, etc.). No entanto, mesmo que pareça banal e óbvio, trata-se de um conceito proteico e até polissémico, difícil de definir e delimitar. Com efeito, as concepções de qualidade de vida podem ser muito diferentes, consoante nos concentremos em aspectos objectivos, como as condições de vida, ou em aspectos subjectivos, como a felicidade ou a satisfação, ou ainda em componentes físicas (saúde orgânica) e mentais (saúde psicológica).

I- 2.2 Indicadores de qualidade de vida dos reclusos

Esta noção tem sido pouco explorada em estudos científicos efectuados n a s prisões dos Camarões, mas está bem protegida pelas leis que regem a detenção judicial.

I - 2.2.1 Saúde dos reclusos

O direito à saúde é fundamental e indispensável para o exercício de muitos outros direitos. Diz respeito não só ao direito de beneficiar de cuidados médicos adequados e atempados, mas também à gestão dos factores que afectam a saúde. Estes incluem o direito à alimentação e à nutrição, o acesso a água potável e a um saneamento adequado, o direito ao vestuário e à habitação e o direito a respirar ar puro e a praticar exercício físico e mental. Embora as pessoas em todo o mundo sejam confrontadas com desigualdades de tratamento no que respeita à saúde (BOUOPDA 2021), [31] os efeitos da pobreza e da privação de liberdade conjugam-se para negar o direito dos reclusos à saúde. Não há outro lugar onde o acesso aos medicamentos e os meios para levar uma vida saudável sejam mais negligenciados do que atrás dos muros da prisão, onde a doença é a causa mais comum de morte.

I - 2.2.2 Segurança física e pessoal dos reclusos

Em princípio, quando as acções de um indivíduo transgridem as leis da sociedade, a aplicação de uma pena privativa de liberdade é da responsabilidade do poder judiciário, a fim de o repor na linha. No entanto, se uma pessoa for privada da sua liberdade, é da responsabilidade do Estado garantir o respeito dos seus direitos fundamentais. O Comité dos Direitos do Homem das Nações Unidas considera que esta responsabilidade constitui uma obrigação dos Estados de proteger os direitos das pessoas vulneráveis devido ao seu estatuto de pessoas privadas de liberdade. Os reclusos devem beneficiar do direito à proteção, que é fundamental para eles em relação às instituições do Estado. De facto, o artigo 10.º do Pacto Internacional sobre os Direitos Civis e Políticos das Nações Unidas exige que os reclusos sejam tratados "com humanidade e respeito pela dignidade inerente à pessoa humana". No entanto, se olharmos para a sociedade no seu conjunto, verificamos que esta é cada vez mais movida por um único imperativo, que alguns consideram ser implementado através do medo: "aumentar a severidade da punição dos infractores e dos desviantes, aumentar as penas, prolongá-las, torná-las cada vez mais duras e humilhantes, na esperança de que funcionem como um dissuasor".

I - 2.2.3 Ambiente prisional

São as condições geográficas de vida, o ambiente imediato em que os reclusos desenvolvem a sua vitalidade. Estudos demonstraram que, em consequência do seu ambiente de vida, os reclusos perdem um certo número de competências (linguagem, comportamento, actividades intelectuais, incapacidades de proteção e de resistência) e de capacidades sociais, bem como a sua capacidade de cuidar de si próprios, o que constitui uma prova da deterioração da sua qualidade de vida. (Handicap International, 2012) [32]. Em princípio, a detenção não deve agravar o sofrimento causado pela privação de liberdade, uma vez que as condições de prisão e detenção têm um impacto considerável na saúde, no bem-estar e na qualidade de vida dos detidos (Regras Mínimas de Nelson 2015) [33].

I - 3 Prisão

De acordo com o Alto Comissariado das Nações Unidas para os Direitos Humanos (2004), [22] [34] as prisões existem há séculos na maior parte das sociedades. São geralmente utilizadas para encarcerar indivíduos até serem apresentados a um órgão judicial. Podem estar a aguardar julgamento, a execução de uma sentença, uma pena de exílio ou o pagamento de uma fiança, de uma multa ou de uma dívida. A prisão também pode ser utilizada para privar as pessoas da sua liberdade durante um longo período de tempo, se estas representarem uma ameaça específica para um determinado regime ou dirigente.

A utilização da prisão como punição imediata ordenada por um tribunal foi adoptada na Europa Ocidental e na América do Norte no século XVIII. Gradualmente, espalhou-se pela maioria dos países, muitas vezes como manifestação da opressão colonial. Ao longo dos anos, a finalidade da prisão deu origem a uma controvérsia considerável, que se mantém até hoje. Para alguns, a prisão deve ser utilizada exclusivamente para punir os infractores; outros defendem que o seu principal objetivo é dissuadir tanto as pessoas presas de cometerem novos delitos como as que o fazem. Outro ponto de vista é que o objetivo do encarceramento de indivíduos é reformá-los ou reabilitá-los. Por outras palavras, uma vez na prisão, as pessoas reconhecerão o erro do seu comportamento criminoso e adquirirão as competências que lhes permitirão levar uma vida cumpridora da lei quando forem libertadas. Por vezes, as pessoas são reabilitadas através do trabalho. Nalguns casos, as pessoas podem ser presas porque a infração que cometeram prova que constituem um perigo grave para a segurança pública. Na prática, os objectivos da prisão serão interpretados como uma combinação de todas ou algumas destas justificações, cuja combinação específica dependerá das circunstâncias de cada recluso. É cada vez mais frequente a opinião de que a prisão é um último recurso dispendioso que só deve ser utilizado quando a inadequação de uma pena não privativa de liberdade é evidente para o tribunal.

I - 3.1 Organização e funcionamento das prisões nos Camarões
I - 3.1.1 Situação das prisões nos Camarões

A vida prisional é regida por um certo número de textos legislativos internacionais, regionais e nacionais. Alguns destes instrumentos são de carácter geral e derivam principalmente de tratados que se aplicam às prisões por inferência, enquanto outros são mais específicos e servem de instrumentos para a gestão direta e quotidiana do ambiente em que vivem os reclusos. Para se ter uma ideia do ambiente prisional, um olhar pormenorizado sobre os edifícios e as infra-estruturas, bem como sobre o conjunto dos reclusos, fornece indicações claras para uma análise rigorosa. Edifícios e infra-estruturas A situação das prisões dos Camarões mostra que as infra-estruturas se degradaram muito e que a capacidade das prisões foi largamente ultrapassada.

I - 3.1.2. Estado das estruturas prisionais

Os edifícios destinados a acolher os reclusos devem apresentar as caraterísticas indicadas no n.º 9 do conjunto de regras mínimas. Estas incluem as celas, os dormitórios, as instalações sanitárias e eléctricas, a ventilação e a higiene (regras mínimas de detenção). No entanto, de acordo com um relatório da ACAT (Ação dos Cristãos para a Abolição da Tortura), de dezembro de 2014. [34], o sistema prisional dos Camarões apresenta muitas deficiências e há razões para crer que nenhuma das disposições acima referidas é plenamente respeitada. Com efeito, o envelhecimento das infra-estruturas faz com que as prisões sejam hoje um mundo à parte, onde as condições mínimas de vida são difíceis de encontrar. Deste ponto de vista, é sabido que a maior parte das infra-estruturas penitenciárias dos Camarões se encontra em estado de degradação grave, uma vez que são constituídas por edifícios antigos, alguns dos quais datam do período colonial e não foram visivelmente mantidos, e muito menos renovados, durante anos, a exemplo das prisões de Bafoussam e Yoko, construídas em 1952, e da prisão de Douala, em 1930. Esta situação é contrária aos termos das regras mínimas, nomeadamente no que diz respeito ao ponto 10, que estipula "Os locais de detenção e, em particular, os destinados ao alojamento noturno dos reclusos, devem satisfazer as exigências de higiene, tendo em conta o clima, nomeadamente no que diz respeito à capacidade cúbica do ar, à superfície mínima, à iluminação, ao aquecimento e à ventilação" [33]. O ponto 11 indica que "em todos os locais onde os reclusos devam viver ou trabalhar: as janelas devem ser suficientemente amplas para permitir aos reclusos ler e trabalhar com luz natural; a disposição destas janelas deve permitir a entrada de ar fresco, quer haja ou não ventilação artificial. A luz artificial deve ser suficiente para que o recluso p o s s a ler ou trabalhar sem prejudicar a sua visão". O ponto 12 estabelece igualmente que "as instalações sanitárias devem ser de molde a permitir que o recluso satisfaça as suas necessidades naturais no momento oportuno, de forma limpa e decente". Também para conforto do recluso, o ponto 13 estabelece que "as instalações de banho e duche devem ser suficientes para permitir e exigir que todos os reclusos as utilizem, a uma temperatura adequada ao clima e com a frequência necessária para a higiene geral, de acordo com a estação do ano e a área geográfica, mas pelo menos uma vez por semana num clima temperado", enquanto o ponto 14 sublinha que "todas as instalações regularmente utilizadas pelos reclusos devem ser mantidas em perfeito estado de manutenção e limpeza". Do que precede, se olharmos para o ambiente prisional nos Camarões, verificamos um enorme fosso entre as normas e a realidade. A precariedade das infra-estruturas e a inadequação da arquitetura são constantemente criticadas. Em muitos casos, por exemplo, a rede eléctrica é insuficiente, assim como a distribuição de água potável e o sistema de comunicações, que datam de uma época longínqua. [33]

I - 3.1.3. População prisional

Em 31 de agosto de 2000, 19.691 pessoas estavam encarceradas nas prisões dos Camarões. Em abril de 2003, a população prisional era de 20.273, enquanto em março de 2005 era de 22.098. Em julho de 2010, a população prisional era de 24.238 reclusos para uma capacidade de 17.000, distribuídos por 74 prisões operacionais, incluindo 10 centrais, 48 principais e 16 secundárias. ACAT (dezembro de 2014). [34] Este número deverá aumentar, pois estima-se que em 2020 a população prisional seja de cerca de 30.000 reclusos para uma capacidade de 14.965, ou seja, uma taxa de ocupação de cerca de 432% nas prisões centrais de Yaoundé e Douala (OMCT, SOS-tortura 2020). [A nível nacional, o artigo 20 do Decreto n.º 92/052, de 27 de março de 1992, relativo à proteção dos direitos humanos, prevê que as prisões sejam utilizadas para a proteção de pessoas em situação de prisão preventiva, de condenados e de detidos pela polícia. A nível nacional, o artigo 20º do Decreto nº 92/052 de 27 de março de 1992, relativo à organização do sistema penitenciário dos Camarões, e o artigo 553º do Código de Processo Penal impõem uma separação rigorosa entre os presos preventivos, os presos condenados, as mulheres e os menores. No que diz respeito aos menores, o artigo 706.º, n.º 1, do Código de Processo Penal estabelece que "um menor só pode ser detido num estabelecimento de reeducação ou numa secção especial de uma prisão autorizada a acolher menores". O n.º 2 do mesmo artigo prevê ainda que: "Na ausência de um estabelecimento de reeducação ou de uma secção especial, o menor pode ser detido numa prisão para adultos, mas deve ser separado deles", artigo 706. [35] As situações que prevalecem nos Camarões violam, por conseguinte, as normas internacionais estabelecidas e têm um impacto significativo nas políticas de proteção dos direitos humanos. Este facto é ilustrado em quase todas as principais prisões dos Camarões. A este respeito, a coabitação de menores com outras categorias de detidos, por exemplo, não é propícia à sua reeducação, tal como previsto nas Regras das Nações Unidas para a Proteção dos Jovens Privados de Liberdade ou no Código de Processo Penal, que dá prioridade à reintegração social dos menores; esta reintegração decorre da educação que recebem numa prisão concebida para os ressocializar e não para os condenar. No dia a dia, esta convivência é suscetível de acentuar a sua delinquência, na medida em que estão sujeitos a todo o tipo de violações por parte dos adultos.

A prisão preventiva é a privação temporária da liberdade de uma pessoa acusada de uma infração que alegadamente cometeu. É limitada no tempo, de acordo com o artigo 218.º do Código de Processo Penal. Trata-se de uma medida excecional que só pode ser decretada em caso de crime, e o artigo 221.º estabelece que "a duração da prisão preventiva é fixada pelo juiz de instrução no mandado. Não pode exceder 6 meses [36]. No entanto, pode ser prorrogada por despacho fundamentado até ao máximo de 12 meses no caso de crime doloso e de 6 meses no caso de contraordenação". Infelizmente, há reclusos cuja permanência na prisão ultrapassou largamente os limites previstos por este quadro jurídico e as análises associam esta violação a um atentado à presunção de inocência. A observação mostra que a prisão preventiva abusiva é uma das principais causas da sobrelotação das prisões dos Camarões.

Quadro 1: Alguns estudos efectuados nas prisões dos Camarões

Autores	País	Sítio Web estudo	Resultados
MinkoaNgah et al (2020)	Camarões	Prisão Central Yaoundé	21,3% dos reclusos da Prisão Central de Yaoundé sofriam de perturbações suicidas e depressivas (33,7%).
Memong Ndengue, F. et al (2024).	Camarões	Prisão principal de Bafia	Mostrar que a perceção da saúde mental tem uma relação significativa e positiva com cada uma das dimensões do apoio psicossocial entre os reclusos da prisão principal de Bafia.Apoio emocional percebido (r= 0, 30; p<.01) ; Apoio à estima (r= 0,31; p<.01), Apoio informativo percebido (r= 0,33; p<.01), Apoio material percebido (r= 0,18; p<.05).
cristão EYOUM et al (2023)	Camarões	Prisão Central eléctrica de Douala	Uma prevalência de 22 ,7% dos reclusos que sofrem de perturbações suicidas na prisão de Douala.

CAPÍTULO II
MATERIAIS E MÉTODOS

II - 1 Tipo de estudo

Este estudo foi transversal e analítico

II - 2 Local de estudo

O estudo terá lugar na Prisão Central de Douala, nos Camarões, que é uma das prisões mais sobrelotadas do país. A prisão foi criada em 1911 e tem uma capacidade de cerca de 800 lugares, com mais de 4.000 reclusos até à data. Para além das observações feitas no local, este foi também escolhido devido à sua proximidade com o estudo. De facto, tendo em conta que esta investigação é realizada no âmbito de um mestrado na Universidade de Douala, o local de Douala foi também escolhido porque limitaria as deslocações e as despesas associadas à deslocação no terreno.

II - 3. Período e duração do estudo

Este estudo decorreu de junho de 2023 a abril de 2024, ou seja, 10 meses. A recolha de dados teve lugar em dezembro de 2023.

II - 4 População estudada

Incluía todos os reclusos da Prisão Central de Douala Critérios de inclusão
➢ estar detido na Prisão Central de Douala e presente durante o período de inquérito
➢ Ser capaz de comunicar e responder a entrevistas. Esta seleção basear-se-á no nível de estudos dos reclusos, no seu consentimento para participar na investigação, etc.

Critérios de não-inclusão

➢ Estar detido na Prisão Central de Douala e ser menor de idade

➢ Estar em serviço livre ou destacado

➢ Ser incapaz de comunicar e responder ao nosso questionário Critérios de exclusão
➢ Qualquer questionário não preenchido

➢ Qualquer questionário que contenha uma identidade (nome, número de telefone)

II - 5 Amostragem

Utilizámos uma amostragem de conveniência não probabilística.

II - 6 Dimensão da amostra

Este estudo abrangeu um **total de 700 reclusos** que receberam o questionário. Após a contagem das respostas, **foram** selecionados **421 reclusos** de acordo com os critérios de seleção.

II - 7 Materiais e métodos II - 7.1. Métodos

Os métodos de análise utilizados foram os seguintes:

- Procedimentos administrativos

- Procedimentos técnicos

II - 7.1.1 Procedimentos administrativos

Este estudo começou com a redação do protocolo, que foi validado pelo diretor da dissertação e depois pelo corpo docente. Em seguida, foi obtida uma autorização ética junto do Comité de Ética Institucional da Universidade de Douala e uma autorização de recolha de dados junto do delegado regional da administração penitenciária do litoral.

II. 7.1.2 A variável independente

De acordo com Myers & Hansen (2007), [37] a variável independente é uma variável que o investigador manipula voluntariamente. É também a variável causal. É independente porque não depende de outra variável.

A variável independente no nosso estudo é a perceção do apoio psicossocial.

Foi operacionalizado em quatro (4) modalidades de acordo com o modelo de House [9] :

➤ Apoio emocional ;

➤ Apoio à estima

➤ Apoio informativo

➤ Apoio material

II. 7.1.3 A variável dependente

Segundo Mvessomba [38], a variável dependente designa o comportamento que o investigador quer estudar ou medir e é, portanto, o comportamento que reflecte a ação da variável independente.

A variável dependente deste estudo é a qualidade de vida.

III - 7.2 Procedimentos técnicos

O objetivo será falar com os reclusos sobre os benefícios do estudo, sensibilizando-os ao mesmo tempo. Uma vez obtido o seu consentimento, ser-lhes-á entregue um questionário. A cada questionário será atribuído um número anónimo, a fim de manter a confidencialidade.

II - 7.3. Recolha de dados e análise estatística
II - 7.3.1 Recolha de dados

A recolha de dados foi efectuada através de um questionário em papel e lápis entregue aos reclusos sob a supervisão de um guarda prisional que serviu de guia. Os questionários foram entregues aos reclusos depois de terem dado o seu consentimento, de acordo com o calendário dos dias de recolha de cada ala, uma vez identificados os voluntários. Alguns participantes preencheram o questionário na nossa presença, enquanto outros o devolveram após alguns dias. Na maioria dos casos, encontrámo-nos com os reclusos no pátio principal da prisão.

II - 7.3.2. Recolha de dados e análise estatística

Os dados foram introduzidos de forma simples utilizando o Cspro 2013. A análise dos dados foi efectuada com recurso ao SPSS (Versão 26) e ao Jasp no Windows 10. Neste estudo foram utilizados dois tipos de análise: a análise descritiva e a análise diferencial.

II - 7.3.2.1 Análise descritiva

Estas primeiras análises permitem descrever os resultados obtidos para cada uma das variáveis de estudo. Para o efeito, o estudo apresenta os resultados descritivos para as diferentes escalas de medida. A análise centrar-se-á na apresentação das tabelas, de um índice de tendência central (a média) e de dois índices de dispersão (a variância e o desvio padrão).

II - 7.3.2.2 Análise diferencial

A análise diferencial foi utilizada para verificar as hipóteses do estudo. A escolha dos instrumentos de tratamento estatístico utilizados foi ditada pela natureza dos dados recolhidos e pelas hipóteses de estudo. Para verificar se o apoio psicossocial melhora a qualidade de vida dos reclusos, recorremos a análises de regressão linear simples. Esta técnica permite determinar a contribuição das diferentes dimensões do apoio psicossocial para a qualidade de vida.

II -8 Considerações éticas

O anonimato e a confidencialidade das informações recolhidas serão preservados em conformidade com a lei n.ºº 2020/010 de 20 de julho de 2020, assinada pelo Presidente da República, que estabelece os procedimentos para a recolha de dados estatísticos nos Camarões [39].

CAPÍTULO III
APRESENTAÇÃO DOS RESULTADOS DO ESTUDO

III.1 Repartição por género
Quadro 2: Repartição da amostra por número e género

SEXO	Frequência	Percentagem	Percentagem válida	Percentagem acumulada	
masculino	328	77.910	77.910	77.910	
feminino	93	22.090	22.090	100.000	

O quadro acima mostra que 328 reclusos entrevistados, ou seja, 77,91%, eram homens e 93, ou seja, 22,09%, eram mulheres.

III.2 Repartição por idade

Quadro 3: Distribuição etária da amostra

IDADE	Frequência	Percentagem	Percentagem válida	Percentagem acumulada
15-20	36	8.551	8.551	8.551
20-25	101	23.990	23.990	32.542
25-30	89	21.140	21.140	53.682
30-35	111	26.366	26.366	80.048
35-40	84	19.952	19.952	100.000

O quadro acima mostra que 111 reclusos, ou seja, 26,3% dos nossos inquiridos, tinham idades compreendidas entre os 30 e os 35 anos.

Quadro 4: Repartição da amostra por profissão

PROFISSÃO	Frequência	Percentagem	Percentagem válida	Percentagem acumulada	
Retalhistas	109	25.891	25.891	25.891	
Funcionários públicos	46	10.926	10.926	36.817	
Estudantes	63	14.964	14.964	51.781	
Agregados familiares	54	12.827	12.827	64.608	
Pequenas transacções	119	28.266	28.266	92.874	
Cultivadores	30	7.126	7.126	100.000	
ssing	0	0.000			
Total	421	100.000			

25

O quadro acima mostra que 119 reclusos, ou seja, 28,2% dos nossos inquiridos, trabalham em biscates.

III.3 Repartição por religião

Quadro 5: Repartição da amostra por religião

RELIGIÃO	Frequência	Percentagem	Percentagem válida	Percentagem acumulada
cristão	336	79.810	79.810	79.810
Animista	13	3.088	3.088	82.898
3 Muçulmanos	49	11.639	11.639	94.537
4 outros	23	5.463	5.463	100.000

O quadro acima mostra que a maioria dos inquiridos, 336 reclusos ou 79,81%, são cristãos.

III.4 Repartição por estado civil

Quadro 6: Repartição da amostra por estado civil

MATRIMÓNIO	Frequência	Percentagem	Percentagem válida	Percentagem acumulada
único,	275	65.321	65.321	65.321
Casado	123	29.216	29.216	94.537
divorciado,	10	2.375	2.375	96.912
Viúvas	13	3.088	3.088	100.000

O quadro acima mostra que a maioria dos inquiridos, 275 reclusos ou 65,32%, eram solteiros.

III.5 Repartição por estatuto penal

Quadro 7: Repartição da amostra por estatuto penal

Frequências para PENAL				
	Frequência	Percentagem	Percentagem válida	Percentagem acumulada
Réus	272	64.608	64.608	64.608
Cassassionato	11	2.613	2.613	67.221
Condenados	103	24.466	24.466	91.686
Chamadores	35	8.314	8.314	100.000
Em falta	0	0.000		
Total	421	100.000		

O quadro acima mostra que 272 reclusos, ou seja, 64,6% dos nossos inquiridos, eram reclusos em prisão preventiva.

III.6 Repartição por duração da detenção

Quadro 8: Repartição da amostra por duração do encarceramento

INCARCERAÇÃO	Frequência	Percentagem	Percentagem válida	Percentagem acumulada
0-6 meses	180	42.755	43.584	43.584
6-1 anos	87	20.665	21.065	64.649
1-2 anos	70	16.627	16.949	81.598
2-4 anos	40	9.501	9.685	91.283
Mais de 4 anos	36	8.551	8.717	100.000

O quadro acima mostra que 180 reclusos, ou seja, 42% dos nossos inquiridos, estão na prisão há pelo menos 6 meses.

III.7 Repartição por número de filhos

Quadro 9: Repartição da amostra por número de filhos

CRIANÇAS	Frequência	Percentagem	Percentagem válida	Percentagem acumulada
ter filhos	301	71.496	71.496	71.496
não têm filhos	120	28.504	28.504	100.000

O quadro acima mostra que 301 reclusos entrevistados, ou seja, 71,4%, têm filhos.

III.8 Resultados da análise descritiva

Nesta parte do trabalho, são apresentados os resultados das análises descritivas para cada uma das variáveis do estudo e suas modalidades. No presente estudo, a qualidade de vida foi avaliada em quatro dimensões, nomeadamente a dimensão física, a dimensão psicológica, a dimensão das relações sociais e a dimensão ambiental, utilizando o questionário de avaliação da qualidade de vida da OMS (2000). Os resultados da análise de cada uma destas dimensões são aqui apresentados.

Estatísticas descritivas para a perceção da qualidade de vida física
Quadro 10: Análise descritiva da perceção da qualidade de vida física

	Média	Desvio Std. Desvio	Mínimo	Máximo
PH	2.105	0.634	1.000	4.000

A tabela acima mostra que a pontuação média para a dimensão física da qualidade de vida percebida pelos 421 reclusos inquiridos foi de 2,10. Esta pontuação é inferior à média teórica de uma escala de 4 pontos. Esta pontuação está abaixo da média teórica de uma escala de 4 pontos. A dispersão das pontuações em torno desta média parece baixa, tendo em conta o valor do desvio-padrão (E-T = 0,63). No entanto, verifica-se uma diferença significativa entre a pontuação mínima (min = 1.000) e a pontuação máxima (max = 4.000) registadas nesta escala.

Figura 1: Distribuição das pontuações para a dimensão física da qualidade de vida percebida

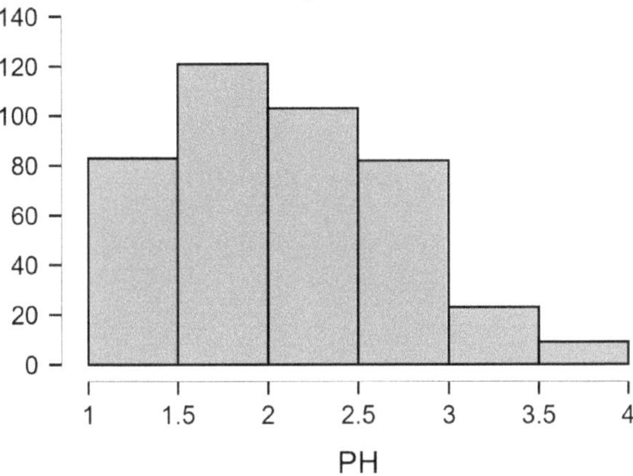

O gráfico de distribuição normal parece mostrar que as pontuações obtidas na avaliação da qualidade de vida percebida se concentram à esquerda do gráfico.

Estatísticas descritivas para a perceção da qualidade de vida psicológica

Quadro 11: Análise descritiva da perceção da qualidade de vida psicológica

	MédiaDesvio	Desvio	Mínimo	Máximo
PSY	2.307	0.671	1.000	4.000

Esta tabela mostra que a pontuação média para a dimensão psicológica da qualidade de vida percebida pelos 421 reclusos inquiridos foi de 2,30. Esta nota é ligeiramente superior à média teórica numa escala de 4 pontos. Esta nota é ligeiramente superior à média teórica numa escala de 4 pontos. A dispersão das pontuações em torno desta média parece baixa, tendo em conta o valor do desvio-padrão (S-D = 0,67). No entanto, verificou-se uma diferença significativa entre a pontuação mínima (min = 1.000) e a pontuação máxima (max = 4.000) registadas nesta escala .

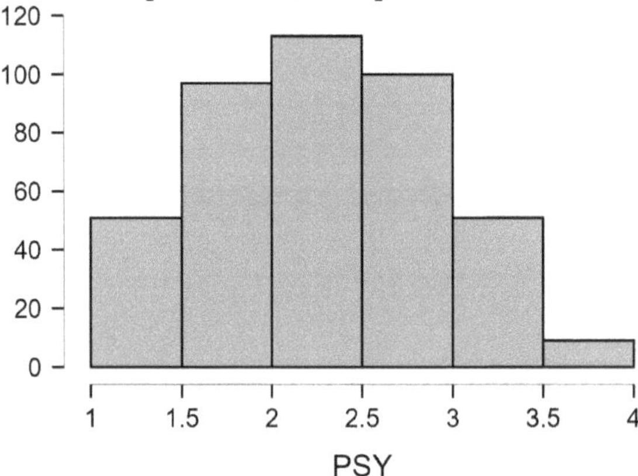

Figura 2: Distribuição das pontuações da dimensão psicológica da qualidade de vida percebida

O gráfico de distribuição normal parece mostrar que as pontuações obtidas na avaliação da dimensão psicológica da qualidade de vida percebida se concentram no lado direito do gráfico.

Estatísticas descritivas sobre a qualidade de vida na relação social percebida

Quadro 12: Análise descritiva da perceção da qualidade de vida nas relações sociais

Média	Desvio Std. Desvio	Mínimo	Máximo	
RS	2.055	0.791	1.000	4.000

O quadro acima mostra que a média da dimensão "relações sociais" da qualidade de vida percebida pelos 421 reclusos inquiridos é de 2,05. Esta nota é inferior à média teórica de uma escala de 4 pontos. A dispersão das notas em torno desta média parece fraca, tendo em conta o valor do desvio-padrão (E-T = 0,79). No entanto, existe uma diferença significativa entre a pontuação mínima (min = 1.000) e a pontuação máxima (max = 4.000) registadas nesta escala.

Figura 3: Distribuição das pontuações para a dimensão das relações sociais da qualidade de vida percebida

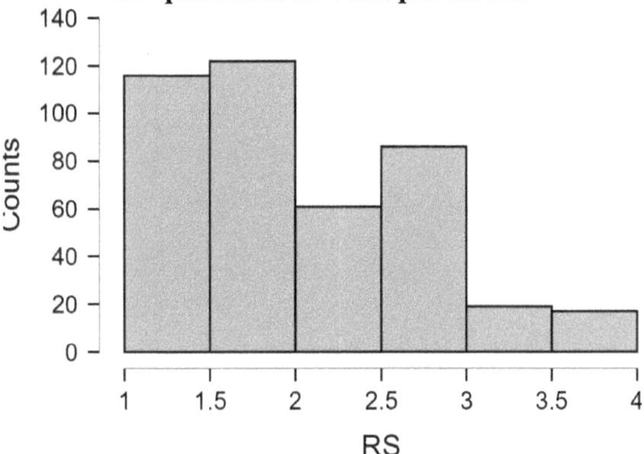

O gráfico de distribuição normal parece mostrar que as pontuações obtidas na avaliação da dimensão das relações sociais da qualidade de vida percebida se concentram no lado direito do gráfico.

Estatísticas descritivas sobre a perceção da qualidade de vida ambiental
Quadro 13: Análise descritiva da perceção da qualidade de vida ambiental

	Média	Desvio Std. Desvio	Mínimo	Máximo
AT	2.261	0.656	1.000	4.000

A tabela mostra que a pontuação média para a dimensão **Ambiente** da qualidade de vida percebida pelos 421 reclusos inquiridos foi de 2,26. Esta nota é inferior à média teórica de uma escala de 4 pontos. Esta nota é inferior à média teórica de uma escala de 4 pontos. A dispersão das pontuações em torno desta média parece baixa, tendo em conta o valor do desvio-padrão (S-D = 0,65). No entanto, existe uma diferença significativa entre a pontuação mínima (min = 1.000) e a pontuação máxima (max = 4.000) registadas nesta escala.

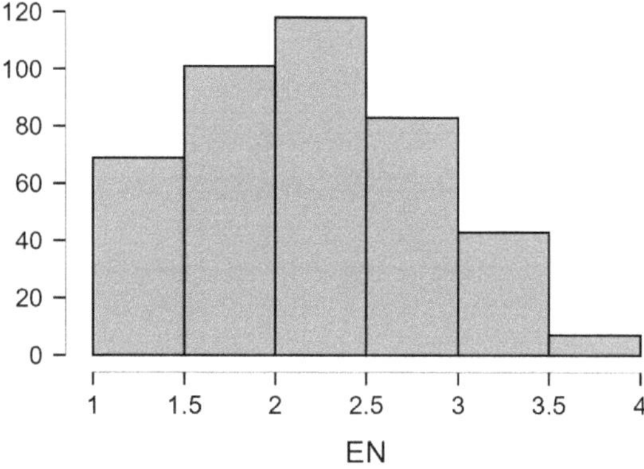

O gráfico de distribuição normal parece mostrar que as pontuações obtidas na avaliação da dimensão ambiente da qualidade de vida percebida se concentram no lado direito do gráfico.

Estatísticas descritivas da perceção da qualidade de vida global

Quadro 14: Análise descritiva da perceção da qualidade de vida global

	Média	Desvio Std. Desvio	Mínimo	Máximo
QLT	2.186	0.552	1.000	3.861

O quadro acima mostra que a pontuação média para a qualidade de vida global percebida pelos 421 reclusos inquiridos foi de 2,18. Esta pontuação é inferior à média teórica de uma escala de 4 pontos. Esta pontuação é inferior à média teórica de uma escala de 4 pontos. A dispersão das pontuações em torno desta média parece baixa, tendo em conta o valor do desvio-padrão (S-D = 0,55). Verificamos que, no entanto, existe uma diferença significativa entre a pontuação mínima (Min = 1,000) e a pontuação máxima (max = 4,000) registadas nesta escala.

Figura 5: Distribuição das pontuações globais da perceção da qualidade de vida

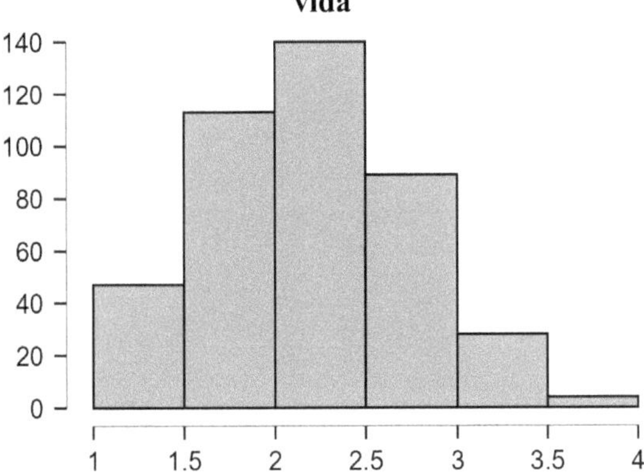

O gráfico de distribuição normal parece mostrar que as pontuações obtidas na avaliação da qualidade de vida globalmente percebida se concentram à esquerda do gráfico.

III.9 Resultados da análise descritiva das dimensões do apoio psicossocial

No presente estudo, o apoio psicossocial foi avaliado em quatro dimensões, nomeadamente o apoio emocional, o apoio à estima, o apoio informativo e o apoio material, utilizando o modelo de House (1981). Os resultados da análise de cada uma destas dimensões são aqui apresentados.

Estatísticas descritivas sobre a perceção de apoio emocional

Quadro 15: Análise descritiva da perceção de apoio emocional

Média	Desvio Std. Desvio	Mínimo	Máximo	
EM	2.181	0.803	1.000	4.000

Esta tabela mostra que a pontuação média do apoio emocional percebido pelos 421 reclusos inquiridos foi de 2,18. Esta pontuação é inferior à média teórica de uma escala de 4 pontos. Esta nota é inferior à média teórica de uma escala de 4 pontos. A dispersão das pontuações em torno desta média parece baixa, tendo em conta o valor do desvio-padrão (E-T = 0,80). No entanto, existe uma diferença significativa entre a pontuação mínima (min = 1.000) e a pontuação máxima (max = 4.000) registadas nesta escala.

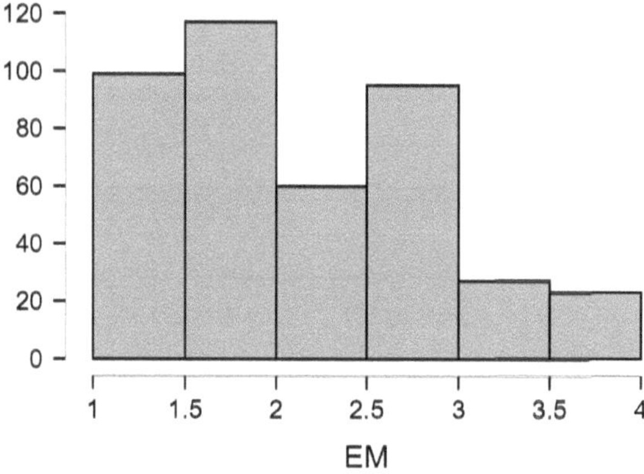

O gráfico de distribuição normal parece mostrar que as pontuações obtidas na avaliação do apoio emocional percebido se concentram à esquerda do gráfico.

Estatísticas descritivas sobre a perceção do apoio à estima
Quadro 16: Análise descritiva da perceção do apoio à estima

Média	Desvio Std. Desvio	Mínimo	Máximo	
ES	2.315	0.819	1.000	4.000

A tabela acima mostra que a pontuação média de apoio à autoestima para os 421 reclusos inquiridos foi de 2,31. Esta pontuação está abaixo da média teórica de uma escala de 4 pontos. Esta pontuação está abaixo da média teórica de uma escala de 4 pontos. A dispersão das pontuações em torno desta média parece baixa, tendo em conta o valor do desvio-padrão (S-D = 0,81). No entanto, existe uma diferença significativa entre a pontuação mínima (min = 1.000) e a pontuação máxima (max = 4.000) registadas nesta escala.

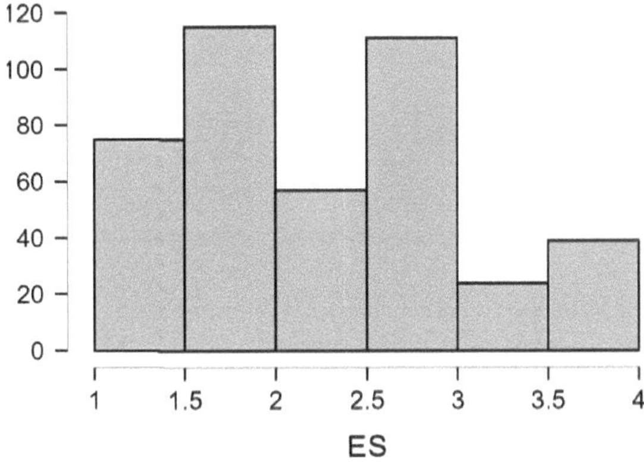

Figura 7: Distribuição das pontuações de apoio à estima percebida

O gráfico de distribuição normal parece mostrar que as pontuações obtidas na avaliação da perceção de apoio à estima se concentram à esquerda do gráfico.

Estatísticas descritivas sobre a perceção do apoio informativo
Quadro 17: Análise descritiva da perceção do apoio informativo

Média	Desvio Std. Desvio	Mínimo	Máximo	
IN	2.475	0.866	1.000	4.000

Este quadro mostra que a pontuação média do apoio informativo percebido pelos 421 reclusos inquiridos foi de 2,47. Esta pontuação é inferior à média teórica de uma escala de 4 pontos. Esta nota é inferior à média teórica de uma escala de 4 pontos. A dispersão das pontuações em torno desta média parece baixa, tendo em conta o valor do desvio-padrão (S-D = 0,86). No entanto, existe um intervalo entre a pontuação mínima (Min = 1.000) e a pontuação máxima (max = 4.000) registadas nesta escala.

Figura 8: Distribuição das pontuações do apoio informativo percebido

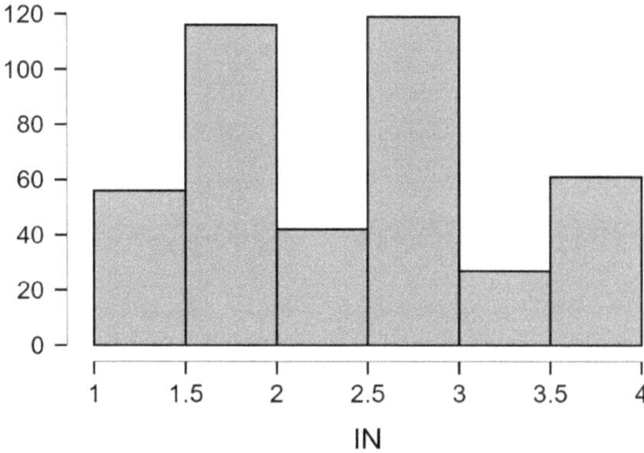

O gráfico de distribuição normal parece mostrar que as pontuações obtidas na avaliação do apoio informativo percebido se concentram à esquerda do gráfico.

Estatísticas descritivas sobre a perceção do apoio material
Quadro 18: Análise descritiva da perceção do apoio material

Média	Desvio Std. Desvio	Mínimo	Máximo	
MA	2.196	0.791	1.000	4.000

Este quadro mostra que a pontuação média do apoio material percebido pelos 421 reclusos inquiridos foi de 2,19. Esta nota é inferior à média teórica de uma escala de 4 pontos. A dispersão das pontuações em torno desta média parece baixa, tendo em conta o valor do desvio-padrão (S-D = 0,79). No entanto, existe uma diferença significativa entre a pontuação mínima (min = 1.000) e a pontuação máxima (max = 4.000) registadas nesta escala.

Figura 9: Distribuição das pontuações da perceção de apoio material

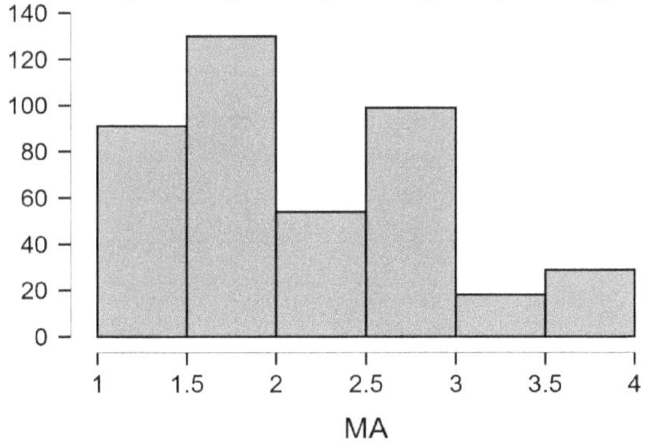

O gráfico de distribuição normal parece mostrar que as pontuações obtidas na avaliação do apoio material percebido se concentram à esquerda do gráfico. De seguida, procedeu-se a uma análise de correlação entre o apoio psicossocial e a qualidade de vida. Esta análise constitui o primeiro nível de estudo da relação empírica entre as duas variáveis.

III.10 Análise de correlação

Na literatura científica, as análises de correlação são efectuadas para verificar os pressupostos antes da análise de regressão. Na realidade, para efetuar uma regressão, é necessário obter primeiro ligações de correlação significativas entre as dimensões das variáveis. O quadro seguinte apresenta a matriz de correlação entre as dimensões do apoio psicossocial e as da qualidade de vida dos reclusos inquiridos.

Quadro 19: Matriz de correlação

Variável	EM	ES	IN	MA	PH	PSY	RS	AT	QLT
1. EM	-								
2. ES	0.595	-							
	<.001	-							
3. IN	0.386	0.503	-						
	<.001	<.001	-						
4.MA	0.382	0.376	0.530	-					
	<.001	<.001	<.001	-					
5. PH	0.438	0.363	0.314	0.378	-				
	<.001	<.001	<.001		-				
6.PSY	0.335	0.301	0.307	0.292	0.569	-			
<.001									
	<.001	<.001	<.001	<.001	<.001	-			
7. RS	0.481	0.424	0.338	0.391	0.553	0.434	-		
	<.001	<.001	<.001	<.001	<.001	<.001	-		
8. PT	0.499	0.383	0.365	0.412	0.644	0.539	0.520	-	
	<.001	<.001	<.001	<.001	<.001	<.001	<.001	-	
9.QLT	0.533	0.446	0.403	0.450	0.880	0.786	0.738	0.832	-
	<.001	<.001	<.001	<.001	<.001	<.001	<.001	<.001	-

Os resultados da análise de correlação mostram que as dimensões do apoio psicossocial percebido estão significativa e positivamente relacionadas com a qualidade de vida percebida. O apoio emocional foi significativa e positivamente relacionado com a qualidade de vida percebida (**r= 0,53; p<.001**). No entanto, o valor do coeficiente de correlação manteve-se moderado. O apoio à estima manteve uma O apoio informativo teve uma relação significativa e positiva com a qualidade de vida percebida, embora o valor do coeficiente de correlação tenha sido baixo (**r= 0,44; p<.001**). O apoio informativo teve uma relação significativa e positiva com a qualidade de vida percepcionada, embora o valor do coeficiente de correlação tenha sido baixo (**r= 0,40; p<.01**). O apoio material manteve uma relação significativa e positiva com a qualidade de vida percepcionada, embora o valor do coeficiente de correlação tenha sido baixo (**r= 0,45; p<.005**). A análise de regressão linear simples dá uma melhor indicação das relações entre estas variáveis.

III.11 Verificação da hipótese operacional

Esta hipótese foi formulada da seguinte forma: o apoio psicossocial centrado no apoio emocional melhora a qualidade de vida dos reclusos da Prisão Central de Douala.

III.11.1 Verificação da primeira hipótese operacional

Esta hipótese foi formulada da seguinte forma: o apoio psicossocial centrado na perceção do apoio emocional aumenta a qualidade de vida dos reclusos da Prisão Central de Douala.

Quadro 20: Regressão simples da perceção de apoio emocional na qualidade de vida

	R2 ajustado	Beta	T	P
Qualidade de vida	,282		12.89	.001
Emo_Support		,53		

O objetivo da análise apresentada no quadro é verificar a ideia de que o apoio emocional percebido melhora a qualidade de vida dos reclusos da Prisão Central de Douala. Uma vez que as duas variáveis (apoio emocional e qualidade de vida) foram medidas através de escalas numéricas, os dados recolhidos apresentam-se sob a forma de pontuações contínuas. Logicamente, optámos por utilizar a técnica estatística de regressão linear simples por mínimos quadrados para realizar este teste. Os resultados mostram que o apoio tem uma influência estatisticamente significativa na qualidade de vida dos reclusos (β= **.53; p= .001**). Como esperado, o apoio emocional percebido, em termos do valor do coeficiente de regressão, melhorou a qualidade de vida. A contribuição do apoio emocional percebido para a explicação da qualidade de vida foi de quase 28,2% (R^2). Esta observação está de acordo com a nossa hipótese. A hipótese *HHHH1* é, portanto, logicamente confirmada.

III. 11.2 Verificação da segunda hipótese operacional

Esta hipótese foi formulada da seguinte forma: o apoio psicossocial centrado na perceção da estima aumenta a qualidade de vida dos reclusos da prisão central de Douala.

Quadro 21: Regressão simples da perceção do apoio à estima na qualidade de vida

	R2 ajustado	Beta	T	P
Qualidade de vida	,197		10.19	.001
Apoio_Es		,44		

O objetivo da análise apresentada no quadro é verificar a ideia de que a perceção do apoio à estima melhora a qualidade de vida dos reclusos da Prisão Central de Douala. Uma vez que as duas variáveis (apoio estimativo e qualidade de vida) foram medidas através de escalas numéricas, os dados recolhidos apresentam-se sob a forma de pontuações contínuas. Logicamente, optámos por utilizar a técnica estatística de regressão linear simples por mínimos quadrados para realizar este teste. Os resultados mostram que a perceção de apoio à estima tem uma influência estatisticamente significativa na qualidade de vida dos reclusos (β= **.44; p=.001**). Como seria de esperar, o apoio emocional percebido, em termos do valor do coeficiente de regressão, melhorou a qualidade de vida. A contribuição do apoio emocional percebido para a explicação da qualidade de vida foi de cerca de 19,2% (R^2). Esta observação está de acordo com a nossa hipótese. A hipótese H2 é, portanto, logicamente confirmada.

III. 11.3 Verificação da terceira hipótese operacional

Esta hipótese foi formulada da seguinte forma: o apoio psicossocial centrado no apoio informativo melhora a qualidade de vida dos reclusos da Prisão Central de Douala.

Quadro 22: Regressão simples da perceção do apoio informativo sobre a qualidade de vida

	R2 ajustado	Beta	T	P
Qualidade de vida	.161		9.19	.001
Apoio_Es		.40		

O objetivo da análise apresentada no quadro é verificar a ideia de que o apoio informativo percebido melhora a qualidade de vida dos reclusos da Prisão Central de Douala. Como as duas variáveis (apoio informativo e qualidade de vida) foram medidas através de escalas numéricas, os dados recolhidos apresentam-se sob a forma de pontuações contínuas. Logicamente, optámos por utilizar a técnica estatística de regressão linear simples por mínimos quadrados para realizar este teste. Os resultados mostram que a perceção do apoio estimativo tem uma influência estatisticamente significativa na qualidade de vida dos reclusos (β= **.40; p= .001**). Como seria de esperar, o apoio informativo percebido, em termos do valor do coeficiente de regressão, melhorou a qualidade de vida. A contribuição do apoio informativo percebido para a explicação da qualidade de vida foi de cerca de 16,1% (R^2). Esta observação está em conformidade com a nossa hipótese. A hipótese H3 é, portanto, logicamente confirmada.

III. 11.4 Verificação da quarta hipótese operacional

Esta hipótese foi formulada da seguinte forma: o apoio psicossocial centrado no apoio material melhora a qualidade de vida dos reclusos da Prisão Central de Douala.

Quadro 23: Regressão simples da perceção do apoio material sobre a qualidade de vida

	R2 ajustado	Beta	T	P
Qualidade de vida	.200		10.30	.001
Apoio_MA		.45		

O objetivo da análise apresentada no quadro é verificar a ideia de que o apoio material percebido melhora a qualidade de vida dos reclusos da Prisão Central de Douala. Como as duas variáveis (apoio material e qualidade de vida) foram medidas através de escalas numéricas, os dados recolhidos apresentam-se sob a forma de pontuações contínuas. Logicamente, optámos por utilizar a técnica estatística de regressão linear simples por mínimos quadrados para realizar este teste. Os resultados mostram que a perceção do apoio estimativo tem uma influência estatisticamente significativa na qualidade de vida dos reclusos (β= **.45; p=.001**). Como seria de esperar, o apoio informativo percebido, em termos do valor do coeficiente de regressão, melhorou a qualidade de vida. A contribuição da perceção do apoio informativo para a explicação da qualidade de vida foi de quase 20% (R^2_{aj}). Esta observação está de acordo com a nossa hipótese. A hipótese *HHHH4* é, portanto, logicamente confirmada.Globalmente, as análises de regressão indicam que o apoio psicossocial melhora a qualidade de vida dos reclusos da prisão de Douala inquiridos. No entanto, os testes de regressão linear implementados analisam a relação entre o apoio psicossocial e a qualidade de vida de forma isolada. Para ultrapassar as limitações desta abordagem, optou-se pela modelação de equações estruturais. Estes modelos são altamente precisos, uma vez que têm em conta os erros de medição em todos os procedimentos de estimação. Como método estatístico confirmatório, a modelação de equações estruturais pode ser utilizada para verificar se os dados recolhidos são consistentes com os resultados obtidos. ao modelo teórico postulado. Na maior parte dos casos, este modelo teórico explica um mecanismo causal entre as variáveis estudadas. O modelo estrutural é uma combinação de todas as relações possíveis existentes entre as variáveis destacadas e as suas dimensões subjacentes num mesmo modelo.

A validade ou não de um modelo estrutural é dada pelos índices de estruturação (TLI, CFI, x2/dll, GFI, NFI, SRMR, NNFI, etc.).

III. 12 Resultados da modelação de equações estruturais

Quadro 24: Análise de equações estruturais

Índices	x2/dl	TPI	GFI	TLI	IFN	RMSEA	SRMR
Modelo	1.99	.96	.99	.91	.91	.07	.04

Os resultados mostram que o valor do rácio $x2/dl$ (51,824/26) é de 1,99. De acordo com as recomendações de Jöreskog e Sörbom (1993), quando este valor é inferior a 2, indica um ajuste excelente. Este primeiro índice indica que o modelo proposto fornece uma representação adequada dos dados da amostra.

O índice de ajuste comparativo (CFI) derivado da comparação entre o modelo proposto e o modelo nulo (no qual não se postula qualquer ligação entre as variáveis) revela um bom nível de ajuste do modelo aos dados. O seu valor situa-se frequentemente entre 0 e 1, e quanto mais elevado for, melhor é o ajuste. Neste modelo, o CFI (0,96) satisfaz o critério (0,95) de um ajuste apreciável aos dados.

O índice de qualidade do ajuste (GFI), que é uma medida do ajuste entre o modelo hipotético e a matriz de covariância observada, tem um valor de 0,99. Este valor satisfaz o critério de um ajuste adequado aos dados. Além disso, o Índice de Tucker-Lewis (TLI) tem um valor de (.91). Este valor cumpre o critério de ajuste adequado dos dados. O índice de ajuste normalizado (NFI) tem um valor de .91, indicando um ajuste aceitável do modelo. O Root Mean Square

Error of Approximation (RMSEA) (Steiger, 1990) indica um ajuste aceitável do modelo. Este valor é de 0,07. Note-se ainda que o valor da raiz quadrada média residual normalizada (SRMR) também indica um bom ajuste do modelo. Este valor (.04) é inferior a .08. Estes índices de estruturação atestam logicamente que o modelo que associa o apoio psicossocial à qualidade de vida dos reclusos se ajusta bem aos dados recolhidos. Para além deste ajuste do modelo, a análise da equação estrutural também revela que a relação entre a qualidade de vida e o apoio psicossocial é muito real. Ambas as variáveis se movem na mesma direção.

Tabela 25: Análise de regressão entre apoio psicossocial e qualidade de vida

VI	VD	Estimativa	Erro Std.	valor z	P
Apoio	Qualidade da vida	0.64	0.05	11.15	< .001

Como esperado, o apoio psicossocial melhorou a qualidade de vida dos reclusos inquiridos (β= **.64; p< .001**). De acordo com as nossas previsões iniciais, um apoio psicossocial bem implementado pode ser um recurso para combater a precariedade e melhorar a qualidade de vida dos reclusos. O diagrama abaixo ilustra a relação empírica entre o apoio psicossocial e a qualidade de vida dos reclusos inquiridos.

Figura 10: Modelação da relação entre apoio psicossocial e qualidade de vida

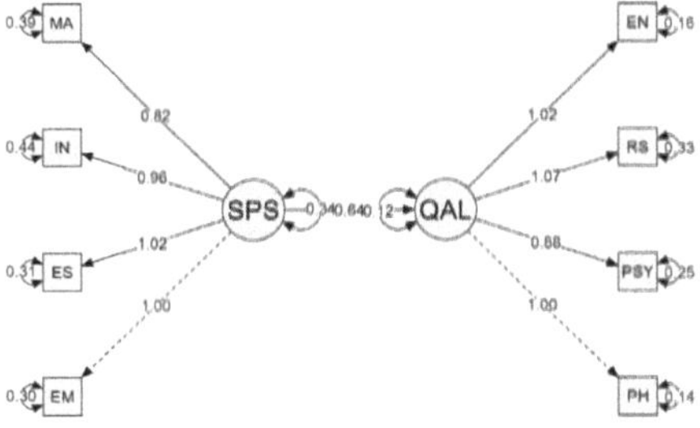

Legenda: SPS: apoio psicossocial; MA: apoio material; IN: apoio informativo; ES: apoio à estima; EM: apoio material; QAL: qualidade de vida; EN: ambiente; RS: relação social; PSY: psicológico; PH: físico.

CAPÍTULO IV
DISCUSSÃO

O objetivo deste estudo era investigar o efeito do apoio psicossocial na qualidade de vida dos reclusos da Prisão Central de Douala. Esta parte do estudo fornece algumas respostas a este objetivo. Para atingir este objetivo, investigámos o apoio social e a qualidade de vida dos reclusos, a fim de testar as seguintes hipóteses

IV.1 Qualidade de vida dos reclusos da Prisão Central de Douala

A análise descritiva efectuada mostra que os reclusos inquiridos têm uma qualidade de vida ligeiramente inferior à média teórica. A pontuação média da qualidade de vida global percebida pelos 421 reclusos inquiridos é de 2,18, ou seja, inferior à média teórica numa escala de 4 pontos. A dispersão das pontuações em torno desta média também parece ser baixa em relação ao valor do desvio-padrão (E-T = 0,55). A qualidade de vida dos reclusos é, portanto, baixa, o que constitui, por si só, um problema importante a resolver. Na realidade, sendo um recurso necessário ao bem-estar de qualquer pessoa, quer estar no seu melhor. Só se nos atermos à descrição do ambiente prisional dos Camarões proposta por (kinombe, 2016) [40], que o descreve como uma "morgue", podemos justificar melhor que os problemas de qualidade de vida dos reclusos requerem um investimento significativo a todos os níveis.

IV.2 Apoio psicossocial aos reclusos da Prisão Central de Douala

Neste estudo, o apoio psicossocial foi estudado em quatro dimensões: apoio emocional, apoio da estima, apoio informativo e apoio material (House, 1981) [39]. A análise descritiva efectuada mostra que os reclusos da **prisão central de Douala** que participaram neste estudo parecem referir um nível de apoio psicossocial bastante médio, em todas as dimensões avaliadas. Os índices de tendência central (média) e de dispersão (desvio-padrão) apresentam os seguintes valores: a dimensão do apoio emocional (média= 2,18; E-T = 0,80), o apoio à estima calculado (média=2,31; E-T = 0.91), a dimensão do apoio psicológico (média=2,18; E-T = 0,80), a dimensão do apoio social (média=2,31; E-T = 0,91), o apoio informativo (média= 2,47; E-T = 0,86) e o apoio material (média= 2,19; E-T = 0,79). Assim, há que dizer que os reclusos entrevistados para este estudo parecem beneficiar de apoios, embora reais para alguns, mas pouco mobilizadores de recursos para fazer face às adversidades do meio prisional. De facto, fizemos esta constatação com base nos nossos resultados, uma vez que nenhuma das dimensões testadas entre os nossos inquiridos se situa acima da média teórica da escala utilizada, que é de 2,5. Além disso, estes resultados estão de acordo com os de MEMONG Fabien et al (2024) [10] na prisão principal de Bafia nos Camarões. Este facto dá a impressão de que os reclusos entrevistados foram deixados à sua sorte. É, portanto, normal que muitos deles se encontrem num estado de mal-estar devido às duras condições de vida e à quase inexistência de apoio. Compreende-se assim que, num estudo de Bausson et al (2012) [41], se tenha verificado que a vida em meio prisional gera sofrimento psicológico em mais de 50% dos reclusos que não têm apoio. Esta parte do trabalho é dedicada à interpretação e discussão dos resultados obtidos a partir dos vários testes de hipóteses.

- **Apoio emocional e qualidade de vida**

A primeira hipótese deste estudo foi formulada da seguinte forma: o apoio psicossocial centrado na perceção do apoio emocional aumenta a **qualidade de vida** dos reclusos da prisão central de Douala, hipótese que foi confirmada pelos resultados obtidos. Esta hipótese foi confirmada pelos resultados obtidos, o que indica que quando os reclusos percepcionam um bom apoio emocional, a sua **qualidade de vida** tende a melhorar. O apoio ajuda-os a enfrentar, a suportar e a mobilizar os seus recursos adaptativos, especialmente num ambiente reconhecido como difícil. Este apoio aos reclusos é, por conseguinte, um recurso interessante para promover o bem-estar. Por outras palavras, os inquiridos precisam de apoio emocional para reforçar o seu bem-estar psicológico. Esta procura é difícil de satisfazer num sistema prisional afetado pela escassez de pessoal de saúde formado que trabalha nas prisões dos Camarões. Na realidade, a prisão de Douala não dispõe de um assistente social e muito menos de um especialista em saúde mental, cujo papel é essencial na prestação de cuidados psicológicos iniciais aquando da entrada na prisão, para ajudar a pessoa a enfrentar o choque do confinamento. Este apoio é um poderoso moderador de stress e desempenha um papel protetor, especialmente num contexto de isolamento social como o da prisão. A pessoa está a enfrentar uma rutura com o seu ambiente familiar. Precisa de um profissional que a escute e comunique de forma construtiva. Mas infelizmente não é isso que acontece nas nossas prisões. Embora a humanização implique ouvir, falar, tocar e olhar, estes quatro conceitos não são muito considerados no tratamento dos reclusos. O olhar continua a ser o da vigilância, o toque, que é o denominador comum, é o da busca, o tom é sempre ameaçador e intimidante, (ex-reclusos de Kondengui 2017).

- **Apoio à estima e qualidade de vida**

A segunda hipótese deste estudo foi formulada da seguinte forma: o apoio psicossocial centrado na perceção do apoio à estima aumenta a **qualidade de vida** dos reclusos da prisão central de Douala. Esta hipótese foi confirmada pelos resultados obtidos. Isto indica que quando os reclusos percepcionam um bom apoio à estima, a sua **qualidade de vida** melhora. O apoio psicossocial centrado na perceção do apoio à estima ajuda a reforçar a autoestima, que é um fator de proteção individual para a saúde mental, por exemplo. Por outras palavras, desempenha um papel adaptativo importante no funcionamento psicológico, permitindo que o indivíduo se adapte a um ambiente. Um apoio psicossocial centrado no reforço da autoestima dos reclusos permitirá que estes se sintam reconhecidos e adoptem comportamentos adequados em diversas situações. Trata-se igualmente de tranquilizar o recluso quanto às suas competências e valores. No contexto deste estudo, os resultados levam-nos a pensar que os reclusos da Prisão Central de Douala não dispõem de actividades que lhes permitam exprimir as suas competências, com vista a reforçar a sua autoestima. Segundo Valcke (2021), restaurar a autoconfiança e a autoestima das pessoas que se encontram na prisão ou que se encontram numa situação de fracasso e têm uma visão bastante negativa de si próprias significa acolhê-las através da valorização das suas competências. [42] De acordo com a regra 104 das Regras Mínimas de Encarceramento (2015) [33], as prisões são encorajadas a criar escolas profissionais ou actividades educativas que devem ser objeto de uma atenção especial por parte da administração penitenciária, a fim de permitir que os reclusos exprimam as suas competências ou adquiram novas competências com vista à reintegração social após a prisão. O facto de não fazer nada durante todo o dia fazia-me sentir inútil, e estava disposto a seguir as conversas que descreviam os crimes causados pelos meus colóquios", conta um antigo recluso de Kondengui (2017). A falta de atividade educativa afoga os reclusos na ociosidade e estes podem então interessar-se pela troca de experiências insalubres, responsáveis pela reincidência e pelo ressurgimento da criminalidade na sociedade.

- **Apoio material e qualidade de vida**

A terceira hipótese deste estudo foi formulada da seguinte forma: o apoio psicossocial centrado na perceção do apoio material aumenta a **qualidade de vida** dos reclusos da prisão central de Douala. Esta hipótese foi confirmada pelos resultados obtidos. Isto indica que quando os reclusos percepcionam um bom apoio material, a sua **qualidade de vida** tende a melhorar. O apoio material, cuja pontuação parece estar entre as mais baixas dos resultados (Avg = 2,19; E-T 0,79), é no entanto a mais ilustrativa da miséria vivida pelos reclusos inquiridos. De facto, numa prisão onde a sobrelotação não é um mito de 400%, os reclusos precisam de um apoio material substancial de terceiros para dar um pouco de dignidade às suas vidas. Para a maior parte dos reclusos, a sua família é uma "tábua de salvação". ajuda incomensurável para gerir o stress causado pelo choque da prisão. O apoio durante o período de reclusão ajuda o recluso a gerir melhor os acontecimentos futuros (o choque da condenação, os efeitos do ambiente prisional, a saúde, a alimentação, etc.) e a adaptar-se melhor ao ambiente prisional.

- **Apoio informativo e qualidade de vida**

A quarta hipótese deste estudo foi formulada da seguinte forma: o apoio psicossocial centrado na perceção do apoio informativo aumenta a **qualidade de vida** dos reclusos da prisão central de Douala. Os resultados confirmaram esta hipótese. Os resultados das análises descritivas revelaram que a grande maioria dos reclusos inquiridos neste estudo considerava que não dispunha de um bom apoio informativo. No entanto, é útil na medida em que lhes dá os meios para obterem informações sobre os processos judiciais que lhes dizem respeito, à sua família e às suas empresas. Pensamos que viver sem qualquer informação sobre a sua família e os seus assuntos não é diferente de estar morto. Digamos que prestar apoio informativo a um recluso significa permitir-lhe preparar com confiança a sua defesa, a sua libertação e a sua reinserção socioprofissional, poupando-lhe uma grande ansiedade.

CONCLUSÃO

As condições de detenção nos Camarões infligem uma dupla penalização aos reclusos. Para além de os privar das suas liberdades, o ambiente prisional priva-os do gozo de todos os seus direitos humanos, incluindo o direito à saúde, à alimentação, à dignidade, à privacidade, à segurança, à igualdade perante a lei e à proteção da lei, bem como à presunção de inocência. Esta situação é responsável pela deterioração da qualidade de vida dos reclusos. Face a esta situação, devem ser exploradas várias soluções destinadas a proteger esta qualidade de vida, a fim de promover a saúde das pessoas nas prisões. É certo que os poderes públicos não se calaram, uma vez que foi posta em prática no nosso país uma política de redução da sobrelotação das prisões. No entanto, apesar destes esforços, a sobrelotação das prisões e as suas más condições impedem que as prisões cumpram o seu papel regalador. É amplamente aceite que uma boa rede de apoio psicossocial ajuda a atenuar os efeitos secundários da condenação penal e da prisão. De um modo geral, os resultados do estudo revelaram, de acordo com as nossas hipóteses, que as análises de regressão linear efectuadas revelaram que as dimensões do apoio psicossocial, nomeadamente: apoio emocional percebido (**r= 0,53; p<.001**), **a** perceção de apoio à estima (**r= 0,44; p<.001**), a perceção de apoio informativo (**r= 0,40; p<.01**) **e** a perceção de apoio material (**r= 0,45; p<.005**) tiveram um efeito estatisticamente significativo e positivo na qualidade de vida dos reclusos. Estes resultados indicam claramente que estas dimensões de apoio psicossocial podem constituir alavancas na luta contra a precariedade e a exclusão social. Melhorar o nível de qualidade de vida dos reclusos no ambiente das prisões dos Camarões.

.

DIFICULDADES ENCONTRADAS PERSPECTIVAS

Várias limitações devem ser consideradas na interpretação e generalização dos resultados deste estudo. Em primeiro lugar, a dimensão da amostra (N= 421) sugere modéstia na avaliação dos resultados obtidos, uma vez que esta proporção não é representativa da população de referência. Este facto não nos permite claramente decidir sobre um melhor nível de coerência entre os itens. Este facto confirma a necessidade de reformular os nossos instrumentos para melhor os adaptar ao contexto. Além disso, os instrumentos de medida utilizados neste estudo não foram adaptados localmente para garantir a sua operacionalidade no contexto do estudo.

SUGESTÕES

Com base nos resultados desta investigação, as nossas recomendações referem-se principalmente à organização das seguintes actividades para os reclusos:
- Actividades educativas e socioculturais

- Formação de grupos de discussão durante a detenção com vista à libertação

- Actividades para ajudar os reclusos a manter os laços com as suas famílias

- Entrevistas psicossociais individuais

- Actividades de desenvolvimento da força de trabalho

- Actividades de apoio domiciliário

- Reforço da equipa de gestão

- Cursos de atualização para o pessoal de gestão

- A aplicação de controlos legais para inspecionar as condições de detenção

- Gerar entusiasmo nas redes de apoio social

- Incentivar actividades que aproximem os reclusos e as suas famílias

- Facilitar as visitas

- Criar um número gratuito

- Permitir que os condenados cumpram as suas penas nas prisões do seu departamento de origem

REFERÊNCIAS

1) OMCT, SOS-tortura 2020 État des lieux du droit à la santé et à la dignité dans les prisons à l'aune de la crise sanitaire en Afrique de l'Ouest et en Afrique centrale, Relatório do Grupo Regional de Intervenção Judicial SOS-Tortura em África.

2) Terra, J-L. (2003). Prévention du suicide des personnes détenues - Évaluation des actions misesen mises en place et propositions pour développer un programme complet de prévention. Rapport de mission à la demande du garde des Sceaux, ministre de la Justice et du ministre de la Santé, de la Famille et des Personnes Handicapées.

3) Rizzo & Spitz, (2002) ; influence de la pratique physique sur la qualité de vie en prison : de l'utilisation des activités physiques et sportives comme stratégie d'ajustement spécifique.

4) IARC. (2018). Saúde mental e apoio psicossocial. Relatório anual.

5) Relatório da Penal Reform International (2015) sobre as tendências mundiais das prisões

6) Minkoa Ngah (2020). Prévalence des facteurs associés à la dépression mentale et à l'anxiété généralisée chez les détenus de la prison centrale de Yaoundé. Tese de doutoramento em Psiquiatria, Universidade de Yaoundé 1.

7) Christian EYOUM 2023 depressão e ideações suicidas entre os reclusos da prisão central de Douala)

8) GODIN-BLANDEAU (2013) La santé des personnes détenues en France et à l'étranger: une revue de la littérature. Boletim Epidémiologique Hebdomadaire.

9) HOUSE, J.S. (1981). Work, Stress and Social Support (Trabalho, Stress e Apoio Social). Addison-Wesley, Reading

10) Memong Ndengue, F. et al (2022). Impact de soutien psychosocial sur la santé mentale des détenus de la prison principale de Bafia. Imjst, Volume 9.

11) DURKHEIM (1897) O suicídio - Estudo de sociologia 14ª edição Emile Durkheim Serge Paugam

12) Park & Burgess, (1926) Apoio social e saúde mental: conceito, medidas, investigação recente e implicações para os clínicos Jean Caron* Stéphane Guay

13) Orford J. (1992) Community Psychology: Theory and Practice. Wiley, Chichester: pp. vii+292. £18.99 ISBN 0-471-93810-6 (brochura)),

14) TARDY C.H. (1985), "Social Support Measurement", American Journal of Community Psychology, vol. 13, n° 2, p. 187-203

15) BARRERA M., (1981). "Social Support in the Adjustment of Pregnant Adolescents: Assessment Issues", em B.H. Gottlieb (ed.), Social Networks and Social Support, Beverly Hills, CA: Sage, pp. 69-96.
16) COHEN S., WILLS T.H. (1985), Stress, social support and the buffering hypothesis, Psychological Bulletin, vol. 98, p. 310-357
17) sabine chiné (2012)

18) (OMS, 2014).

19) Bruchon-Schweitser (2002),

20) (OMS 1946). [20]

21) Tousignant, M. (1988). Apoio social e saúde mental: uma revisão da literatura. Sciences sociales et santé. 6 (1), 77-106.
22) Wade & Kendler, 2000)

23) (Lakey & Cohen, 2000)

24) Boucher e Laprise (2004, p. 118)

25) SHEA e KING-FARLOW, (1976) La qualité de la vie : perspectives théoriques et empiriques Quality of life: theoretical and empirical perspectives Céline Mercier e Jocelyne Filion
26) CARLISLE, E., 1972, The concetual structure of social indicators in Shonfield, A., Shaw, S., ed, Social Indicators and Social Policy, London, Heinemann Educational Books.

27) BUBOLZ, M., EICHER, J., EVER, J. SONTAG, M. 1980, A human ecological approach to quality of life: Conceptual framework and results of a preliminary study, Social Indicators Research, 7, 103-116
28) REICH, J.W., ZAUTRA, AJ., 1984, Daily event causation: An approach to elderly life quality, Journal of Community Psychology, 12, 312-322".
29) BIGELOW, D.A., BRODSKY, G., TREWART, L., OLSON, M. 1982,

The concept and measurement of quality of life as a dependent variable in evaluation of mental health services in Stahler, GJ., Tash, W.R., eds, Innovative Approaches to Mental Health Evaluation, New York, Academic Press, 345-366.
30) ABBEY, A., ANDREWS, F.M. 1985, Modeling the psychological determinants of life quality, Social Indicators Research, 16, 1-34
31) (BOUOPDA 2021),

32) Handicap International. (2012). As condições de vida nas prisões e o sofrimento psicológico dos detidos.Collection Recherche et Études Programme Madagascar.

33) Nelson 2015) [33].

34) ACAT (Ação dos Cristãos para a Abolição da Tortura). (2011, dezembro). Humanização d a s condições de detenção nos Camarões.

35) Comissão Nacional Consultiva dos Direitos da Pessoa Humana (2004). Etude sur les droits de l'homme dans la prison htt://www.ladocumentation française.fr/var/storage/rapport Publics (044000133.pdf)

36) código de processo penal

37) Myers, A. & Hansen, C.-H. (2007). Psicologia Experimental. De Boeck.

38) Mvessomba, A. E. (2016). Pour une psychologie de la santé: une approche psychosociale. L'Harmathan.

39) DECRETO N° 92/052   DE 27/03/1992 QUE FIXA O REGIME PENITENCIÁRIO DE CAMARÕES (extrato

40) (kinombe, 2016) [40]

41) Bausson, M. (2012). Réunir les solitudes, l'exemple d'un projet de Santé mentalecommunautaire au Rwanda. Imprensa universitária de França.

42) Valcke (2021) restaurar a confiança e a autoestima

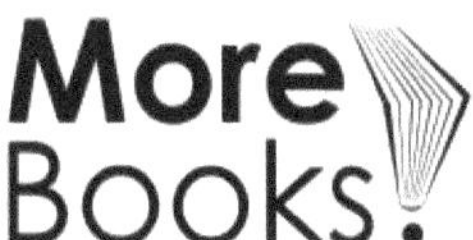

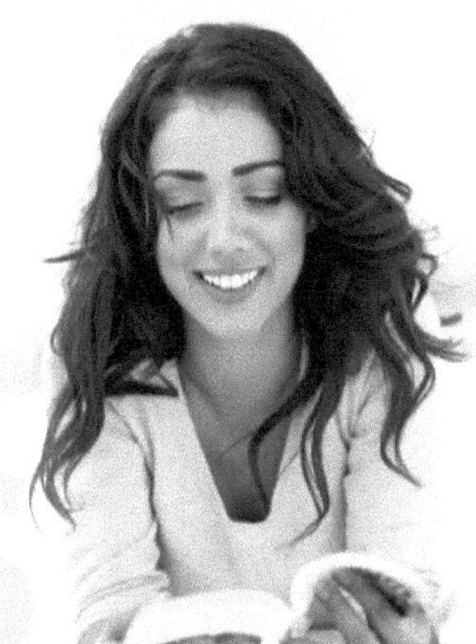

I **want** morebooks!

Buy your books fast and straightforward online - at one of world's fastest growing online book stores! Environmentally sound due to Print-on-Demand technologies.

Buy your books online at
www.morebooks.shop

Compre os seus livros mais rápido e diretamente na internet, em uma das livrarias on-line com o maior crescimento no mundo! Produção que protege o meio ambiente através das tecnologias de impressão sob demanda.

Compre os seus livros on-line em
www.morebooks.shop

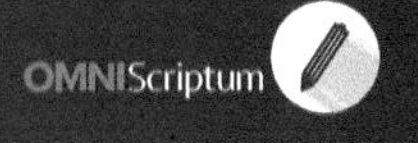

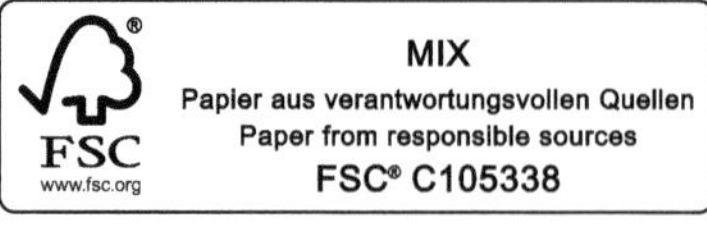

Printed by Books on Demand GmbH, Norderstedt / Germany